支气管镜检查
实用手册

主审　王贵齐

主编　张　蕾

人民卫生出版社

图书在版编目（CIP）数据

支气管镜检查实用手册 / 张蕾主编 . —北京：人民卫生出版社，2020

ISBN 978-7-117-29669-4

Ⅰ. ①支… Ⅱ. ①张… Ⅲ. ①支气管镜检 - 手册 Ⅳ. ①R768.1-62

中国版本图书馆 CIP 数据核字（2020）第 006576 号

| 人卫智网 | www.ipmph.com | 医学教育、学术、考试、健康，购书智慧智能综合服务平台 |
| 人卫官网 | www.pmph.com | 人卫官方资讯发布平台 |

支气管镜检查实用手册

主　　编：张　蕾
出版发行：人民卫生出版社（中继线 010-59780011）
地　　址：北京市朝阳区潘家园南里 19 号
邮　　编：100021
E - mail：pmph @ pmph.com
购书热线：010-59787592　010-59787584　010-65264830
印　　刷：北京盛通印刷股份有限公司
经　　销：新华书店
开　　本：787 × 1092　1/32　　印张：3
字　　数：53 千字
版　　次：2020 年 2 月第 1 版　2024 年 6 月第 1 版第 6 次印刷
标准书号：ISBN 978-7-117-29669-4
定　　价：38.00 元
打击盗版举报电话：010-59787491　E-mail：WQ @ pmph.com
质量问题联系电话：010-59787234　E-mail：zhiliang @ pmph.com

编者名单

（按姓氏笔画排序）

王　村　内蒙古医科大学附属人民医院

王现国　武汉大学中南医院

杨　霁　清华大学附属垂杨柳医院

张　蕾　国家癌症中心/国家肿瘤临床医学
　　　　研究中心/中国医学科学院北京协和医
　　　　学院肿瘤医院

高　亭　咸阳市中心医院

蔡琦玲　天津医科大学朱宪彝纪念医院

主编简介

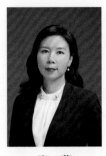

张 蕾

毕业于中国协和医科大学（现中国医学科学院北京协和医学院），临床医学博士。现任国家癌症中心／国家肿瘤临床医学研究中心／中国医学科学院北京协和医学院肿瘤医院内镜科副主任医师。

从事内镜诊断和治疗工作10余年。对于呼吸内镜特别是支气管镜以及超声内镜具有扎实的理论基础和丰富的操作经验，完成支气管镜操作4万余例。擅长应用内镜诊断肺外周病变。负责中国医学科学院医学与健康科技创新工程重大协同创新项目子课题。发表SCI及中华系列论著10余篇。

学术任职：中国老年保健协会肿瘤风险评估及系统干预委员会副主任委员，中国医师协会内镜医师分会呼吸内镜专业委员会常务委员，世界内镜医师协会呼吸内镜协会常务理事，中国抗癌协会肿瘤内镜学专业委员会委员，北京医学会呼吸内镜和介入学分会委员，北京医学会肿瘤学分会青年委员会委员。

序

　　支气管镜检查是呼吸系统疾病的重要检查方法,对于肺部疾病的诊断和鉴别诊断具有不可替代的作用。由于空气污染、吸烟、病原体变化及人口老龄化等问题,呼吸系统疾病包括肺部肿瘤已成为我国严重危害人民健康和增加社会经济负担的主要疾病。随着介入肺脏病学的发展,支气管镜检查的重要性和价值也越来越受到关注。

　　支气管镜检查技术不仅是许多呼吸系统疾病的基本诊断技术,也是其他呼吸内镜诊断技术和支气管镜治疗技术的坚实基础。许多基层医院目前还未开展或未能充分开展该技术。《支气管镜检查实用手册》的出版将有助于支气管镜检查医师理论水平的提高,促进临床支气管镜检查技术的充分开展和运用,提升支气管镜检查的质量。

　　本书主编张蕾医师参考国内外支气管镜相关指南、专家共识、技术规范等资料及其他呼吸介入专家的操作理论和实践,结合本人多年的支气管镜操作体会和经验,完成了这本操作实用手册。该手册详细、生动地介绍了支气管镜检查的基本理论、操作方法和要求，文字精练，并配以清晰的影像和内镜下彩色图片，突出实用性，便于新开展该技术的医生理解和掌握。相信本书能够为开展支气管镜检查工作的医师喜爱，起到实际的参考作用。

王贵齐

2019 年 12 月于北京

前　言

中国医学科学院北京协和医学院肿瘤医院建院已有六十年的历史。在院领导的支持下,内镜科已开展呼吸内镜工作20余年。多年来共完成支气管镜检查5万余例,积累了一定的经验。支气管镜检查操作是呼吸内镜技术重要的基本功,将影响呼吸系统疾病的基本诊断水平。希望通过此手册,促进支气管镜技术进一步普及,对将要从事以及新近开展支气管镜检查的同行有一定帮助。

《支气管镜检查实用手册》介绍了支气管镜检查的基本理论和知识、操作方法和要点,并加入了笔者的实际操作体会和经验,力求言简意赅、准确实用、条理分明、深入浅出。本书总结了国内外支气管镜相关指南、专家共识、技术规范等权威文献资料,并有临床实际操作的具体描述。本手册主要适用于支气管镜检查的新手医师,同时也适用于有一定操作基础的医师提升理论和诊断水平。

本书所述及的各种临床处置、方法和药物剂量均已经过临床试验验证,部分已经应用于临床,并有相应文献记述,是按一般情况提出的,具有一定的参考价值。任何使用必须在国家相关法律的允许下，在行业行政部门的监管下，由合法的医务人员进行操作实施。由于临床情况复杂，存在个体差异，医务人员应根据所处的具体情况，对本书提供的资料酌情参考，作出自己独立判断。

感谢中国抗癌协会肿瘤内镜学专业委员会前任主任委员王贵齐教授百忙之中为本书作序，感谢他在工作中给予我无私的帮助和大力支持。感谢其他领域的专家对本书涉及的相关专业问题例如麻醉、心血管等方面给予的专业指导和把关。本书内容难免有不足之处，请各位同行不吝赐教。

张　蕾

2019 年 12 月

目　　录

第1章　支气管镜检查适应证与禁忌证 ……… 1

　　第1节　适应证 ……………………… 1

　　第2节　禁忌证 ……………………… 3

第2章　支气管镜检查术前准备、风险评估

　　　　　及特殊患者处理…………………… 5

　　第1节　检查术前常规准备 …………… 5

　　第2节　特殊患者风险评估、检查前处理

　　　　　　及注意事项……………………… 7

第3章　使用内镜设备注意事项 …………… 11

第4章　支气管镜检查镇静 / 麻醉监护 ……15

第5章　支气管镜操作方法与要点 ………21

第6章　气管支气管树 CT 与内镜图像 ………32

第7章　支气管镜取样方法与要点 ………56

　　第1节　支气管肺泡灌洗及支气管冲洗 …56

　　第2节　支气管内毛刷 ………………60

　　第3节　支气管内活检 ………………62

第 4 节　经支气管肺活检 ……………………65

第 5 节　经支气管针吸术 ……………………66

第 6 节　不同疾病支气管镜检查及
取样要求……………………………69

第 8 章　支气管镜检查并发症防范与处理 ……73

第 9 章　支气管镜报告书写 ………………………85

第1章

支气管镜检查适应证与禁忌证

◀ 第1节 适应证 ▶

支气管镜检查是呼吸系统疾病的重要检查方法，其适应证如下：

1. 不明原因的慢性咳嗽 支气管镜对于诊断支气管结核、异物及呼吸道肿瘤等具有重要价值。

注意：气管上端肿瘤可能会因其位于胸部CT扫描范围之上，胸部CT未显示呼吸道异常。有文献报道，一些患者出现慢性咳嗽，按"哮喘"治疗长达1年以上，直至憋气、咯血等症状出现时才发现气管内肿瘤。

2. 不明原因的咯血或痰中带血 尤其是持续1周以上者。支气管镜有助于查明出血部位和原因。肺癌高风险或持续咯血的患者即使胸部CT检查未发现异常，也应行支气管镜检查。

3. 不明原因的局限性哮鸣音 支气管镜有助于查明呼吸道阻塞的原因、部位及性质。

4. 不明原因的声音嘶哑 气管肿物或纵隔占位侵犯喉返神经、声门下肿物侵犯声带或声门旁间隙,都可能引起声嘶。

5. 痰中发现癌细胞或可疑癌细胞　有些微小和/或表浅病变胸部 CT 可能无法显示或漏诊,可以通过支气管镜检查进一步明确。

6. 胸部 X 线和/或 CT 检查　提示肺不张、肺部结节或块影、阻塞性肺炎、炎症不吸收、肺部弥漫性病变、肺门和/或纵隔淋巴结肿大、气管支气管狭窄以及原因未明的胸腔积液等异常改变者。

7. 肺部手术前检查　支气管镜术前检查对于确定手术方式、确认治疗方案必不可少,同时有助于评估预后。支气管镜检查是胸部影像学检查的重要补充,支气管镜观察的病变范围可能与 CT 预估的病变范围不一致,导致手术方式甚至是治疗方案的变更。此外,支气管镜检查时可观察与手术麻醉相关的咽喉部情况,还可能发现支气管解剖变异等。

8. 胸部外伤、怀疑有气管支气管裂伤或断裂

9. 肺或支气管感染性疾病(包括免疫抑制患者支气管肺部感染)的病因学诊断　如通过呼吸道吸引物、保护性毛刷、支气管冲洗液以及支气管肺泡灌洗(bronchoalveolar lavage, BAL)获取的标本进行涂片、培养及实验等。

10. 机械通气时的呼吸道管理　床旁支气管镜检查应用于机械通气的患者,可以有效提高呼吸道管理水平。例如,观察人工气道是否存在扭曲、狭窄、阻塞等异常;有效清理下呼吸道分泌物,送检深部痰液进行实验室检查,根据药敏试验结果指导临床合理用药等。

11. 疑有气管、支气管瘘的确诊

◆ 第2节　禁忌证 ◆

支气管镜检查前需充分权衡患者的检查风险与受益,支气管镜技术成熟,以下大部分为相对禁忌证。

1. 活动性大咯血　此时呼吸道内血液可能占据部分呼吸道并使气管镜镜头模糊不清,导致进镜检查困难,无法明确出血部位、原因;同时,支气管镜检查刺激可能导致大咯血进一步加剧、窒息。若必须要行支气管镜检查时,应在建立人工气道后进行,以降低窒息发生的风险。

2. 严重的高血压　如收缩压≥160mmHg 和 / 或舒张压≥100mmHg;或高血压患者血压控制不稳、波动较大。

3. 严重的心律失常　例如24 小时超过 500 次的室性心律失常、频发的房性心动过速、频发的室上性心动过速、发作的预激综合征,建议心内科专科评价后检查。

4. 新近发生的心肌梗死或有不稳定型心绞痛发作史

5. 严重心、肺功能障碍

6. 不能纠正的出血倾向　如凝血功能严重障

碍、尿毒症及严重的肺动脉高压等。

7. 严重的上腔静脉阻塞综合征   支气管镜检查易导致喉头水肿和严重的出血。

8. 疑有主动脉瘤、主动脉夹层

9. 严重精神疾病

10. 全身情况极度衰竭

11. 确诊及可疑颅内高压患者   谨慎进行支气管镜检查。

（蔡琦玲   张 蕾）

参 考 文 献

中华医学会呼吸病学分会. 诊断性可弯曲支气管镜应用指南（2008年版）[J]. 中华结核和呼吸杂志, 2008, 31（1）: 14-17.

第2章

支气管镜检查术前准备、风险评估及特殊患者处理

◀ 第1节　检查术前常规准备 ▶

一、患者检查前常规准备

1. 患者于支气管镜检查前4小时开始禁食,检查前2小时开始禁饮水。

2. 检查当日须有家属陪同,以便不良事件发生时能及时进行医患沟通。

3. 高血压患者检查当天应继续使用降压药物(口服药物可少量水送服)。

4. 术前给药　由于缺乏临床获益,并且有可能增加血流动力学改变的风险,支气管镜检查前不应常规使用抗胆碱能类药物。支气管镜检查前预防性使用抗生素,不能确保预防心内膜炎、发热或者感染,因此不推荐使用。

5. 需要静脉应用镇静剂的患者应在给药前建立静脉通道,并保留至术后恢复期结束。

6. 患者如有易脱落的活动义齿,检查前取下。

二、检查所需资料及注意事项

1. 详细阅读病历资料,进行体格检查并完成相应的实验室检查。

（1）体格检查:包括测量血压、心肺功能查体等。必要时测量体温。

（2）实验室检查:包括血常规、血型、凝血功能、心电图及胸部影像学检查。胸部影像学检查推荐胸部薄层增强 CT。

2. 详细了解患者病史,明确支气管镜检查的目的和病变部位;了解有无检查（相对）禁忌证;注意患者有无药物过敏史,特别是麻醉药物过敏史。

3. 进行气管镜检查的术前风险评估,充分考虑术中、术后可能存在的风险,积极做好应对,并准备好抢救药品和设施。

三、知情同意

所有患者在接受支气管镜检查前,须由临床医师书面告知检查方法、目的、可能的风险及替代医疗方案,并签署有效的知情同意书。医师将支气管镜检查过程中可能出现的相关问题向患者提供口头或书面指导,可以提高患者对于操作的理解和配合度。如果因为实际情况临床医师无法直接与患者讨论操作过程,可以向患者的近亲属或授权委托人告知。临床医师应向患者和 / 或其授权委托人详细交代支气管镜检查的目的、步骤、风险及注意事项,由患者和/或其授权委托人决定是否接受该项检查,并在知情同意书上签署意见、姓名和日期;受患者书面授权的近亲属也可以代为签字。

◀ 第2节 特殊患者风险评估、检查前处理及注意事项 ▶

一、老年患者

1. 高龄并非支气管镜检查的禁忌证。

中国医学科学院北京协和医学院肿瘤医院接受支气管镜检查年龄最大的患者为 95 岁。

2. 老年患者可能需要减少利多卡因和镇静药物的使用剂量。

二、出血风险高的患者

1. 血小板低的患者 出血风险高,是否进行支气管镜检查以及活检等取样操作,需谨慎衡量患者的检查风险与受益。血小板计数 $<20 \times 10^9/L$ 时,不推荐进行支气管镜检查。血小板计数 $<60 \times 10^9/L$ 时,不推荐支气管镜下活检或行经支气管肺活检。

2. 使用抗血小板药物的患者 单独服用低剂量(75~150mg)阿司匹林的患者可以继续使用。联合使用氯吡格雷的患者,在穿刺及活检前停药 5 天;

但对于急性冠脉综合征的患者,需应用低分子肝素80~100IU/kg,每12小时一次替代治疗5天,并于检查当日停药。植入冠脉药物涂层支架未满12个月或冠脉金属裸支架未满1个月的患者,停药建议咨询心内科医生。

3. 使用抗凝药物的患者

（1）使用华法林的患者,要求在支气管镜检查前停药5天。

低危患者支气管镜检查前确保INR<1.5。检查当晚恢复使用,1周后复查INR以确保充分的抗凝治疗。低危患者包括主动脉瓣人工金属瓣膜、心脏瓣膜异种移植、无瓣膜疾病的心房颤动、超过3个月的静脉血栓栓塞。

高危患者应先用低分子量肝素与华法林重叠使用,2~3天后华法林停药。检查当天停用低分子量肝素。检查当晚恢复使用华法林,继续使用低分子量肝素,直到INR调整至合适水平。高危患者包括二尖瓣人工瓣膜置换、人工心脏瓣膜合并心房颤动、心房颤动合并二尖瓣狭窄、静脉血栓栓塞小于3个月、易栓症。

（2）使用利伐沙班或达比加群酯的患者提前24小时停药即可。

三、哮喘患者

哮喘患者的症状应在支气管镜检查前尽可能控

制,尤其是可能要做支气管肺泡灌洗的患者。在操作前,应考虑雾化吸入支气管舒张剂。

四、慢性阻塞性肺疾病患者

有研究发现,慢性阻塞性肺疾病(chronic obstructive pulmonary disease,COPD)患者可能比肺功能正常的患者发生低氧和支气管痉挛的风险高。而 COPD 患者在支气管镜检查前雾化吸入沙丁胺醇,并不能降低检查并发症的发生率。

支气管镜检查前,COPD 患者的治疗应尽可能达到最佳;支气管镜医师对 COPD 患者实施镇静时应该谨慎。

五、缺血性心脏病

支气管镜检查最好安排在心肌梗死发生 4 周之后;高危的心脏病患者以及心肌梗死发生后 4~6 周内的患者是否行支气管镜检查,应咨询心脏专业医师的意见。

六、ICU 患者

ICU 患者为支气管镜检查的高风险人群。有以下情况的患者操作风险较大,检查前需谨慎考虑:①机械通气时 PEEP>14cmH$_2$O(1cmH$_2$O=0.098kPa)、不能耐受分钟通气量的减少、检查前依赖高浓度氧疗;②颅内压高;③气管插管的内径与支气管镜外径差值 <2mm。

支气管镜检查前,应尽可能纠正所有潜在的危险因素(如凝血功能障碍等);并依据所使用呼吸支持设备(如气管内插管、喉罩)的外径、型号以及检查目的,仔细选择支气管镜型号。

ICU患者在进行气管镜检查前,要给予充分的镇静、镇痛。

使用无创机械通气的患者,检查前要确保具备气管插管及机械通气的条件。对机械通气患者,应采取积极措施(如提高吸入氧浓度、支气管镜通过三通导管进入气管导管等),保证支气管镜检查过程中经气管导管维持足够的通气和氧合。

ICU患者在进行支气管镜检查过程中及检查结束后,应持续进行全面的生命体征监测。操作后,应进行并发症的监测,包括未进行活检的患者亦可能出现气胸。

(蔡琦玲　张蕾)

参 考 文 献

[1] 中华医学会呼吸病学分会. 诊断性可弯曲支气管镜应用指南(2008年版)[J]. 中华结核和呼吸杂志,2008,31(1):14-17.

[2] DU RAND I A, BLAIKLEY J, BOOTON R, et al. British Thoracic Society guideline for diagnostic flexible bronchoscopy in adults: accredited by NICE[J]. Thorax, 2013, 68 Suppl 1: i1-i44.

第3章

使用内镜设备注意事项

一、使用内镜设备注意事项

支气管镜医师应了解支气管镜设备使用注意事项和维护常识,减少人为内镜损坏,延长内镜使用寿命。

1. 支气管镜插入部不能过度盘曲,以免折损光纤,插入部盘曲直径应大于 15cm(图 3-1)。

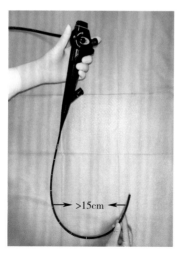

图 3-1　插入部盘曲直径大于 15cm

2. 支气管镜手柄悬挂于放置架时,注意保护支气管镜先端部,以免先端部摆动撞击造成镜头损伤(图 3-2)。

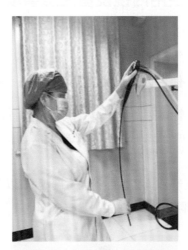

图 3-2   悬挂时保护先端部

3. 避免内镜管道的磨损和损伤。取样器械通过内镜工作管道时,尽量在较大呼吸道将弯曲部角度放平,取样器械插入至工作管道出口附近,到达目标附近后再调整弯曲部角度,直接伸出取样器械,可减少内镜管道的磨损。

注意:使用穿刺针时,穿刺针伸出或收回必须在外套管的保护下(内镜下可见外套管)进行,否则可能刺伤内镜管道;活检操作时,活检钳进出内镜管道必须处于持续闭合状态,防止刮伤管道。

二、支气管镜医师应注意的内镜清洗与消毒问题

每日诊疗工作开始前,应对当日拟使用的支气管镜进行再次消毒、终末漂洗、干燥,之后方可使用。

在每个患者使用之后,支气管镜均应进行清洗、消毒。清洗、消毒始于床旁预处理,床旁初洗十分重要!支气管镜从患者体内取出后,在与光源和主机拆离之前,应立即用含有清洗液的柔软湿巾擦去外表面污物(擦拭用品应一次性使用),然后将内镜先端置入装有清洗液的容器中,启动吸引功能,抽吸清洗液直至其流入吸引管。这样可除去管腔内的血液、黏液以及组织碎片。

盖好内镜防水盖。初洗后检查内镜是否有损坏,进行测漏试验,每条内镜至少每天测漏一次,如发现渗漏,应及时送检、报修,停止使用,否则内镜内部进水可能导致电荷耦合元件(charge-coupled device, CCD)烧毁而致高额的维修费用。测漏后,送至清洗、消毒。

内镜拆离过程中,切忌使用带有患者体液的手套接触主机面板!应反脱手套用里面或摘下手套再接触主机。内镜装箱、转运或置入洗消设备时应注意保护,避免碰撞内镜先端部,避免挤压内镜镜体。

三、不同型号支气管镜的选择

1. 常规支气管镜　外径 5.0mm 左右,工作管道

直径通常为 2.0mm。其观察的呼吸道范围最适合常规检查使用。

2. 治疗镜 外径6mm 左右,工作管道直径通常在 2.8~3.0mm。治疗镜由于外径略大,到达较小呼吸道困难,并不适用于常规支气管镜检查;但其工作管道较大,主要适用于支气管镜下治疗。

3. 细支气管镜 外径在 3.0~4.0mm,管道直径一般为 2.0mm,可插入较细支气管,特别适用于肺外周病变的观察和诊断。

4. 超细支气管镜 外径 3.0mm 以下称为超细支气管镜,管道直径为 1.2mm 左右,可用于观察细小支气管,其配套的活检钳昂贵且使用次数有限,因此用于肺外周病变的诊断价值有限。呼吸道明显狭窄而常规支气管镜无法通过时,可应用超细支气管镜通过狭窄处,观察病变的下界以及远端支气管的情况。超细支气管镜还可插入双腔气管插管,用于胸外科术中支气管镜检查。

（王现国　张 蕾）

参 考 文 献

中华人民共和国国家卫生和计划生育委员会. 软式内镜清洗消毒技术规范: WS 507—2016〔R/OL〕.（2016-12-27）〔2019-03-04〕. http://www.nhc.gov.cn/ewebeditor/uploadfile/2017/01/20170105090816920.pdf

第4章

支气管镜检查镇静 / 麻醉监护

一、支气管镜镇静 / 麻醉监护目的

在接受气管镜检查时,很多患者因精神紧张、咳嗽、恶心或自觉憋气等不适情况,不能自主放松地配合检查,甚至不能耐受而放弃检查;同时,这些不良生理反应易导致心、脑血管并发症。如果患者在镇静 / 麻醉监护下接受支气管镜检查,不但可以减轻痛苦,提高患者对支气管镜检查的耐受度,避免患者排斥检查,最大限度地降低检查损伤和风险,同时为支气管镜医师创造良好的操作条件。

二、镇静 / 麻醉准备和注意事项

实施镇静 / 麻醉监护前应充分对患者进行麻醉前评估,判定患者有无麻醉禁忌证,并与患者充分沟通且告知麻醉风险。接受镇静 / 麻醉的患者术前应禁食至少 6 小时,禁饮 2 小时。如患者存在胃排空障碍或胃潴留病史,应适当延长禁食、水时间;如有易脱落的义齿,应在接受检查前取下。检查前应建立静脉通道,并保留至麻醉清醒后;应准备相应抢救

药物和器材。

在镇静 / 麻醉监护和麻醉恢复过程中,患者应持续监测生命体征,常规监测项目应包括心电图、血压、脉搏及血氧饱和度等。

三、麻醉方式

支气管镜检查常用的麻醉方式包括表面麻醉和表面麻醉复合镇静 / 麻醉监护的方法。常规支气管镜检查时,因操作时间短,多数患者能够耐受支气管镜检查,但部分患者需要联合使用麻醉药物。

(一)表面麻醉

1. 表面麻醉用药

(1)药物选择:与其他局麻药例如苯佐卡因、丁卡因、可卡因等相比,利多卡因致不良反应的风险最低。在喉及气管支气管树部位使用利多卡因,可以明显降低咳嗽、喘鸣的发生率,同时也减少麻醉药物的需求。因此,支气管镜检查局部麻醉推荐使用利多卡因。使用前应仔细询问患者有无局麻药物过敏史,对局部麻醉药过敏者禁用利多卡因。

(2)利多卡因的使用剂量:应用利多卡因表面麻醉时,推荐最大剂量不超过 6~7mg/kg。为减少利多卡因的不良反应及中毒风险,操作者应尽可能使用利多卡因的最低有效剂量,同时确保良好的支气管镜操作条件和患者的舒适度。操作者应记录利多卡因使用量。

2. 表面麻醉的实施　鼻腔表面麻醉可选用 2% 利多卡因凝胶,效果一般较好。口咽部可选 4% 利多卡因喷雾。喉部及下呼吸道可以采取不同的方法进行局部麻醉,包括:①内镜喷洒:通过支气管镜工作管道在内镜行进过程中边走边喷洒利多卡因。内镜喷洒的方式能够对整个呼吸道反复给药。②环甲膜穿刺:支气管镜插入前可以通过该方法将利多卡因输送至气管部。后续支气管树的麻醉可以根据需要,通过支气管镜追加利多卡因。

呼吸道表面麻醉时,一般不推荐雾化吸入利多卡因的方式。总结中国医学科学院北京协和医学院肿瘤医院 5 万余例行支气管镜检查的病例,我们认为咽喉部的充分麻醉可以明显提高支气管镜的局部麻醉效果。

（二）镇静 / 麻醉监护

表面麻醉联合轻中度镇静即可满足常规支气管镜检查的需要,接受过镇静 / 麻醉监护规范化培训的支气管镜医师可以实施轻中度镇静。如有特殊需要,深度镇静 / 麻醉监护应由具有主治医师（含）以上资质的麻醉医师实施。临床工作中,应注意镇静实施的权限。

患者对麻醉药物敏感性存在明显的个体化差

异。因此,在实施镇静时麻醉药物应从小剂量开始,根据患者反应情况递增剂量,防止出现过度镇静。理想的镇静深度是"有意识的"镇静,即患者可以随时进行言语交流。

目前镇静常用药物是咪达唑仑或复合伍用芬太尼。咪达唑仑能够提高支气管镜检查的耐受性,减少不适,改善支气管镜检查条件,使患者愿意接受再次支气管镜检查。咪达唑仑是镇静的首选药物,静脉给药后起效快,可滴定至需要的镇静深度,并且其镇静效果可以逆转。只有低浓度的咪达唑仑(1mg/ml)适用于支气管镜检查,高浓度的咪达唑仑(2mg/ml 或 5mg/ml)只限于全身麻醉、重症监护及其他经过麻醉风险评估后的领域。

2014 年我国《(支)气管镜诊疗镇静麻醉专家共识》建议使用的剂量方法如下:咪达唑仑可用滴定法给予,60 岁以下成年患者的初始剂量为 0.03~0.05mg/kg,于操作开始前 5~10 分钟给药,注射后 2 分钟起效,逐渐达到中度镇静的程度,如操作时间在 30~40 分钟内完成一般无需再次追加。静脉给咪达唑仑时应控制给药速度,一般约为 1mg/30s;若操作时间延长,必要时可追加 1mg,但使用总量不宜超过 5mg。年龄超过 60 岁的患者,咪达唑仑用量应酌减。

在咪达唑仑基础上可以联合使用阿片类药物,结果可以减轻患者的咳嗽反应、减少利多卡因用量并提高患者对支气管镜检查的耐受性。成人患者配伍使用芬太尼时,宜分次给予芬太尼 1~2μg/kg。使用阿片类药物的医师必须接受麻醉药品使用培训并通过考核。

四、麻醉恢复

1. 镇静／麻醉监护结束后尚未清醒(含嗜睡)或虽已清醒但肌张力恢复不满意的患者均不能离院,应在麻醉恢复室观察。观察指标包括患者血压、心率、呼吸、血氧饱和度、意识状态,以及有无恶心、呕吐等并发症。应对患者严密监护生命体征,同时避免发生坠床等意外情况。

2. 离室标准　接受支气管镜诊疗镇静／麻醉的患者可以用评分系统来评估患者是否可以离院(表 4-1)。一般情况下,如果评分≥9 分,患者可由亲友陪同离院。如为住院患者,则按麻醉恢复常规管理。

表 4-1　镇静／麻醉后离院评分系统

项目	内容	分值
生命体征(心率和血压)	术前数值变化在20%范围内	2
	术前数值变化在20%~40%	1
	变化超出术前值的40%以上	0

续表

项目	内容	分值
运动功能	步态稳定 / 没有头晕	2
	需要帮助	1
	不能行走 / 头晕	0
恶心、呕吐	轻微	2
	中等	1
	严重	0
疼痛	轻微	2
	中等	1
	严重	0
手术出血	轻微	2
	中等	1
	严重	0

（王 村　张 蕾）

参 考 文 献

[1] 邓小明,冯艺,朱涛,等.（支）气管镜诊疗镇静 / 麻醉的专家共识（2014）[M]// 中华医学会麻醉学分会. 2014 版中国麻醉学指南与专家共识.北京:人民卫生出版社,2014.

[2] DU RAND I A, BLAIKLEY J, BOOTON R, et al. British Thoracic Society guideline for diagnostic flexible bronchoscopy in adults: accredited by NICE[J]. Thorax, 2013, 68 Suppl 1: i1-i44.

第5章

支气管镜操作方法与要点

一、支气管镜检查原则

1. 循腔进镜 支气管镜操作中随时调整角度轮,使呼吸道腔始终位于视野中央。不接触呼吸道黏膜可以避免呼吸道壁黏膜损伤,保持视野清晰,并减少刺激从而减少患者咳嗽。

2. 轻柔操作 操作中切勿粗暴,避免内镜先端部损伤呼吸道黏膜,避免持续负压吸引呼吸道黏膜。

特别注意:气管镜通过声门时动作要轻柔、快速,不得在声带闭合及患者高度紧张状态下强行通过,否则可能引起咽喉迷走神经反射,导致心搏、呼吸骤停等严重并发症。

3. 全面、仔细观察 支气管镜检查时尽可能到达所有支气管最远端分支,而不是仅观察3、4级及以上呼吸道。仔细观察呼吸道情况,以免漏诊。患者情况允许时,应在呼吸道分泌物清理干净、视野清晰的条件下进行观察,以免观察不清或漏诊细微病灶。

4. 充分、合理取样 观察结束后是否取样、取样位置、取样方法以及取样顺序可能影响到诊断率以及并发症的发生,需要根据患者情况、影像资料提示等综合考虑(详见第7章)。

二、支气管镜操作方法

(一)支气管镜操作的基本要求

检查时推荐患者取平卧位,操作者位于患者头侧,患者平卧位较为舒适且便于术者操作。如患者因憋气、椎体疾病等原因不能平卧,可以取半卧位、略向一侧卧位或者坐位。

操作者位于患者头侧,面向正前方站立。推荐左手持镜,右手辅助以及使用附件。操作者左手持支气管镜操作部,右手持插入部使支气管镜位于身体前方(图5-1)。

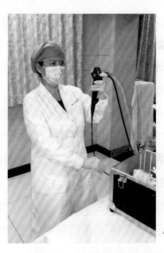

图5-1 正确的持镜方式

注意：操作者不要将内镜环抱于自身胸腹附近，以免检查中内镜与术者的身体或工作服接触，既污染内镜，又污染工作服（图 5-2）。

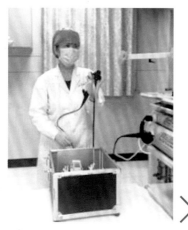

图 5-2 支气管镜接触操作者身体

左手指操作分工：拇指负责调整角度轮，食指在负压吸引按钮与图像冻结按钮之间切换。左手中指、无名指和小拇指握持支气管镜的手柄部。

注意：持镜时左手大鱼际部分外露，掌心放松。如果左手大鱼际和掌心紧握支气管镜手柄，将可能影响内镜手柄的最大旋转角度（图 5-3，图 5-4）。操作中通过角度轮控制先端部上下方向，下压角度轮时先端部向上，反之亦然；左右方向通过旋转操作部手柄控制。

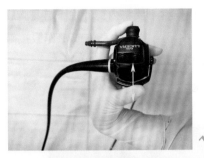

图 5-3   正确的握持方式

手柄旋转角度大

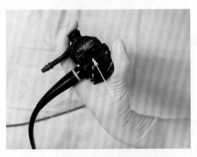

图 5-4   错误的握持方式

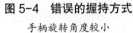

手柄旋转角度较小

（二）支气管镜进镜途径

支气管镜插入途径：通常经鼻腔或口腔插入，也可经喉罩、气管插管或者气管造瘘口等途径插入。经鼻插入时可通过下鼻道或中鼻道进入，如遇鼻甲肥大、鼻道狭窄，可更换另一侧鼻腔尝试，若双侧不能进入需改为经口插入。

经鼻插入多数患者耐受较好，可随时经口主动排出分泌物并保持发声交流,缺点为气管镜摩擦可能导致鼻腔疼痛、鼻出血。经口插入时需在患者口腔置入牙垫以避免损伤内镜,经口插入无鼻黏膜损伤,但部分患者易恶心,且不方便语言交流。

注意:如牙垫滑出,可能造成气管镜咬伤!经喉罩、气管插管或造瘘口插入时,需要选择外径合适的支气管镜。

(三)进镜过程描述

支气管镜经鼻或经口沿生理弯曲到达咽部,看到会厌后向上推支气管镜角度轮的同时右手缓慢进镜,至声门上区。调整支气管镜(可轻微下压角度轮),使支气管镜正对声门区中心,进镜通过声门进入气管,进入气管后迅速向上推角度轮,尽可能使支气管镜保持在气管中心,不要抵触气管壁。

右肺:支气管镜到达气管隆嵴附近时,顺时针旋转支气管镜手柄(约90°)的同时右手进镜插入右主支气管。保持顺时针旋转状态,同时下压角度轮进入右肺上叶支气管。继续下压角度轮观察右肺上叶尖段,略放松下压的角度轮并少许退镜,手柄继续轻微顺时针转动,观察右肺上叶后段;之后手柄略向逆时针方向回转,即可观察上叶前段情况。放松角度轮,保持手柄逆时针旋转状态,右手进镜插入中间段支气管。轻微压角度轮的同时调整手柄方向,进镜观察中叶内侧段及外侧段支气管。进入右肺下叶背段支气管,需要进镜的同时顺时针旋转手柄并下压角度轮。从背段退出后略向上推角度轮,进入基底段支气管观察。

左肺:支气管镜到达气管隆嵴附近时,逆时针旋转支气管镜手柄(小于90°)的同时右手进镜插入左主支气管。保持逆时针旋转状态,同时下压角度轮进入上叶支气管。继续下压角度轮进入左肺上叶上支,手柄进一步逆时针转动,观察左肺上叶尖后段,之后手柄顺时针方向轻微转动,观察左肺上叶前段。后退支气管镜至舌支开口附近,先向上支方向进镜超过舌支开口水平,此时一边退镜一边顺时针旋转手柄,支气管镜即可顺利进入舌支,转动手柄观察上舌段和下舌段。放松支气管镜角度轮,进入左肺下叶。进入左肺下叶背段时,左臂向身体左侧外展并下降,同时进一步顺时针旋转手柄至向后方向并下压角度轮;也可以支气管镜在放松状态下,由下叶支气管边进镜边向上推角度轮进入背段。从背段退出后放松角度轮即可插入基底段支气管观察。

三、支气管镜检查注意事项

1. 诊疗床应调整至方便术者操作的高度,避免检查时因诊疗床过低使操作者弓背或者诊疗床过高使操作者双臂高举,不便于操作(图5-5,图5-6)。

2. 支气管镜检查时操作者身体面向正前方,轻微转动腰部配合操作手法,即可将内镜插入各支气管

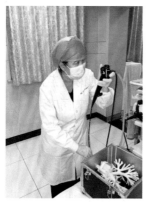
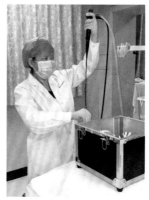

图 5-5　诊疗床过低　　　　图 5-6　诊疗床过高

分支。初学者练习时应注意,如果操作者需要大幅度扭转身体和挪动脚步才能完成操作,则支气管镜操作手法还不够顺畅、娴熟,需要多加练习(图 5-7)。

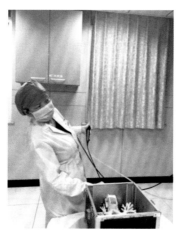

图 5-7　操作欠佳

3. 操作过程中,内镜不能接触操作者的身体或工作服。

4. 支气管镜检查时,负压吸引能有效、快速地清除呼吸道内分泌物和液体。负压吸引时应避免内镜先端部紧贴呼吸道壁持续吸引,后者可能导致黏膜出血,负压吸引时间不宜过久以免缺氧。在较小呼吸道吸引时采用间断负压吸引的方式,可以避免管腔塌陷。

5. 操作中视野模糊的处理方法　由于操作中致视野不清的原因不同,处理方法亦有所不同。

(1) 支气管镜先端部接触呼吸道壁致视野不清。

处理方法:退镜观察。

(2) 管腔内分泌物或血液污染镜头致视野不清。

处理方法:内镜先端部在大气道膜部或小支气管管壁边吸引边适度摩擦镜头;或者经活检孔注入少量生理盐水,边冲洗边吸引。若无效,可撤镜至体外擦拭干净,再重新插入。

6. 如何减轻操作时患者咳嗽?

检查前与患者充分沟通,嘱患者放松、平静呼吸。进行充分的麻醉、避免接触甚至损伤呼吸道黏膜、轻柔操作都可以减少患者咳嗽。适度地使用负压吸引,可能影响患者的安静程度。

7. 所有进行支气管镜检查的患者在检查前、检查过程中及检查完毕时均应重复记录心率、血压和血氧饱和度。支气管镜检查过程中要持续监测血氧饱和度；对于高风险的心律失常患者（例如影响血流动力学的室性心律失常患者或者心房颤动、心房扑动患者），还应持续进行心电监测。检查中，操作者及助手应随时注意观察患者的意识、口唇颜色及监测指标的变化。

四、支气管镜观察顺序及采图要求

（一）观察顺序

1. 先健侧后患侧；由上至下，由近及远，由正常到异常。

2. 先观察咽喉部，进入气管后注意不要遗漏声门下区。依次观察气管、健侧主支气管及其分支，再观察患侧主支气管及其分支。

（二）采图要求

1. 每个部位应包含远景和近景图，远景图须包含上一级支气管分嵴，以便判断病变的相对位置。

2. 除局部特写外，呼吸道腔位于视野中央，便于展示呼吸道全周的情况。

3. 图像视野清晰，没有遮挡或污物。

五、病变大小和范围的测量及估计

1. 病变大小估计　如病变较小，可以活检钳杯口直径作为镜下参照物进行估计（图 5-8）。位于大气道较大的病变可以所在支气管管径大小作为参照。

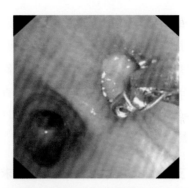

图5-8 以活检钳杯口作为参照物估计病变大小

2. 病变长度测量

（1）实测方法：可以鼻入口平面为界，先将内镜置于病变一端，移动内镜至病变另一端，测量内镜移动的距离即为病变的长度；也可参照插入部每白线格5cm的距离进行长度估计（图5-9）。

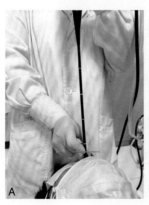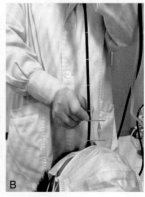

图5-9 病变长度的测量

A. 拇指食指尖标示鼻入口水平；B. 以支气管镜移动测病变长度

（2）估测：气管软骨环与大气道长度结合，进行病变长度的估测。例如，一个气管软骨环长度约为 0.5cm，计数气管软骨环数乘以 0.5 即为估计长度；男性右主支气管的平均长度为 2.1cm，一例男性患者气管病变如位于右主支气管中点附近，则病变距气管隆嵴约 1.05cm。

（王村　张蕾）

第6章

气管支气管树 CT 与内镜图像

气管 （图 6-1）

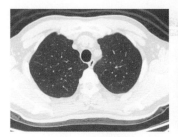
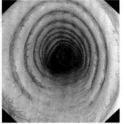

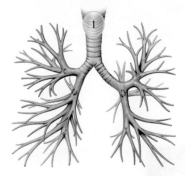

① 气管

图 6-1　气管

气管隆嵴水平 （图 6-2）

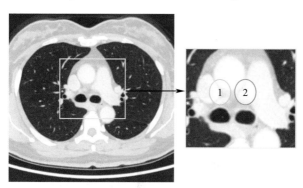

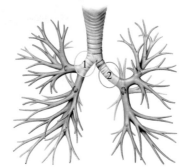

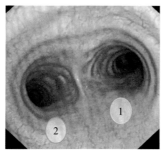

① 右主支气管

② 左主支气管

图 6-2　气管隆嵴水平

右主支气管 （图 6-3）

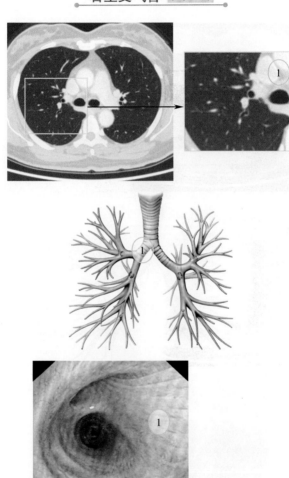

① 右主支气管

图 6-3 右主支气管

右肺上叶、中间段支气管 （图 6-4）

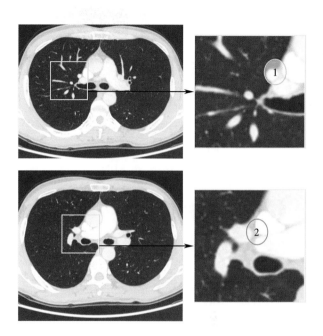

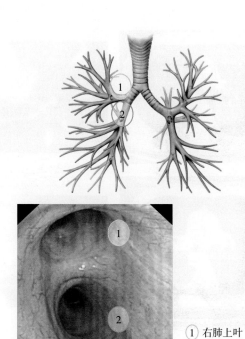

① 右肺上叶
② 中间段支气管

图 6-4　右肺上叶、中间段支气管

右肺上叶 （图 6-5）

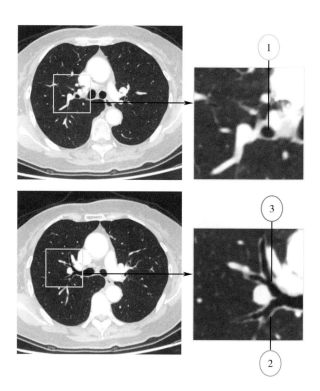

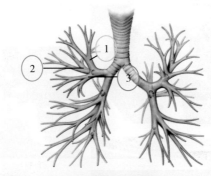

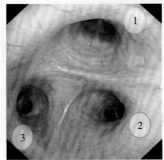

① 尖段（B1）
② 后段（B2）
③ 前段（B3）

图6-5 右肺上叶

右肺中叶、下叶 (图 6-6)

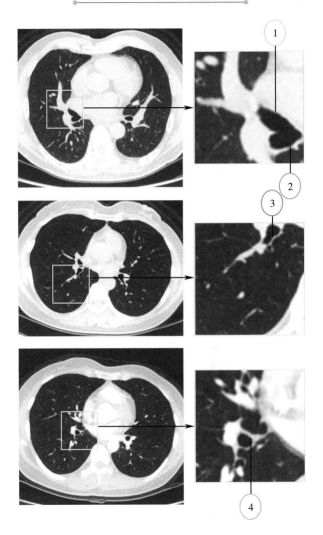

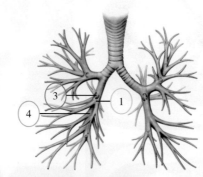

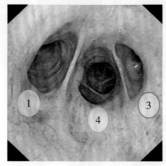

① 右肺中叶

② 右肺下叶

③ 右肺下叶背段

④ 右肺下叶基底段

图 6-6   右肺中叶、下叶

右肺中叶 （图 6-7）

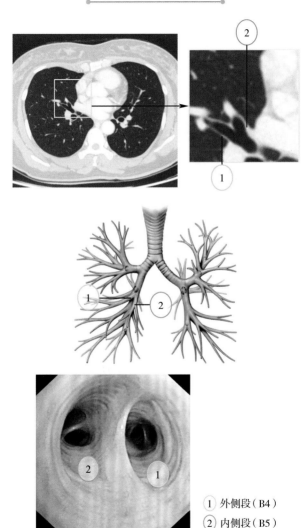

① 外侧段（B4）
② 内侧段（B5）

图 6-7　右肺中叶

右肺下叶背段 (图 6-8)

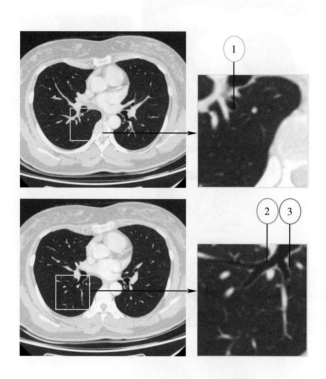

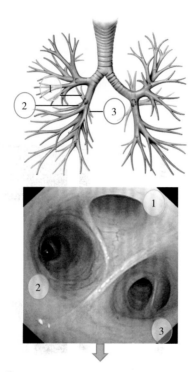

① 尖支（B6a）

② 外侧支（B6b）

③ 内侧支（B6c）

⬇ 标示背段与基底段支气管间嵴所在方位

图 6-8　右肺下叶背段

右肺下叶基底段 （图6-9）

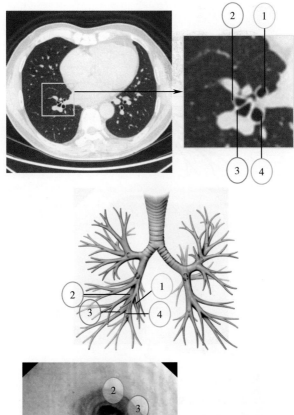

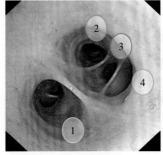

① 内基底段（B7）
② 前基底段（B8）
③ 外基底段（B9）
④ 后基底段（B10）

图6-9　右肺下叶基底段

左主支气管 （图 6-10）

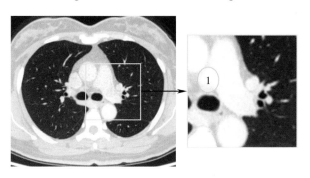

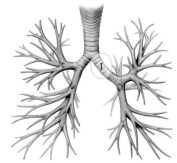

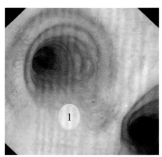

① 左主支气管

图 6-10 左主支气管

左肺上叶、下叶 （图 6-11）

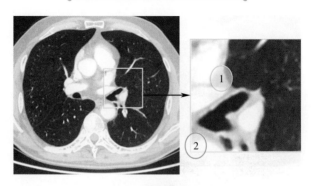

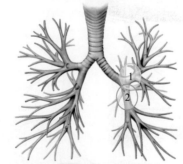

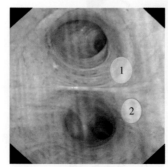

1 左肺上叶
2 左肺下叶

图 6-11　左肺上叶、下叶

左肺上叶上支、舌支 （图 6-12）

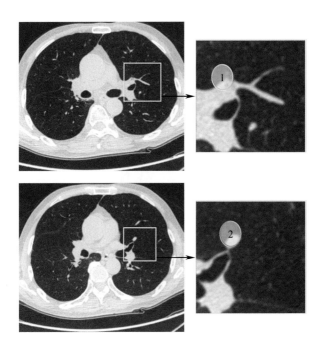

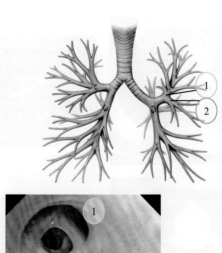

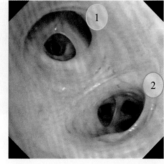

① 左肺上叶上支

② 左肺上叶舌支

图 6-12　左肺上叶上支、舌支

左肺上叶尖后段、前段 （图 6-13）

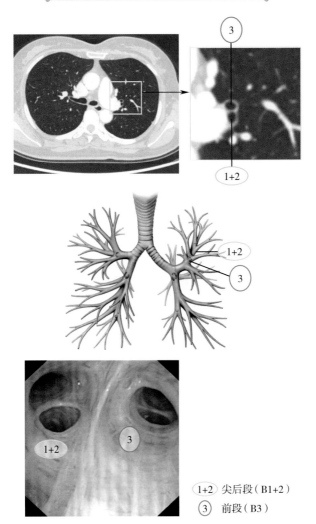

1+2 尖后段（B1+2）

3 前段（B3）

图 6-13 左肺上叶尖后段、前段

左肺上叶上舌段、下舌段 （图 6-14）

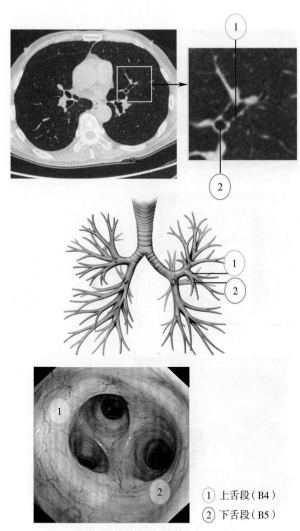

① 上舌段（B4）
② 下舌段（B5）

图 6-14　左肺上叶上舌段、下舌段

左肺下叶 （图 6-15）

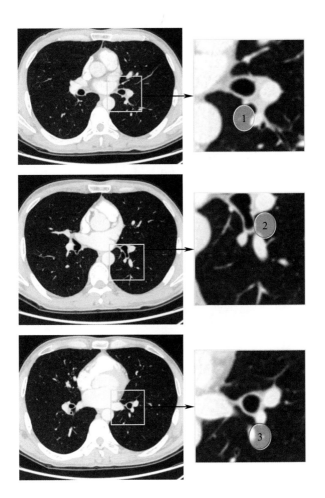

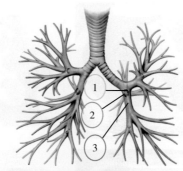

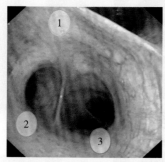

① 左肺下叶
② 左肺下叶背段
③ 左肺下叶基底段

图 6-15　左肺下叶

左肺下叶背段 （图 6-16）

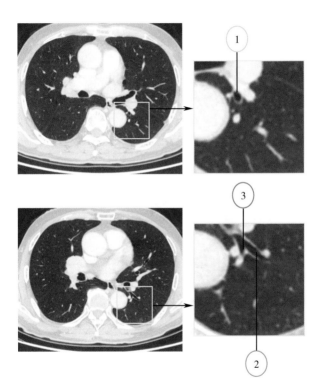

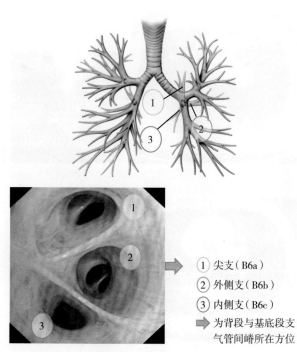

① 尖支（B6a）

② 外侧支（B6b）

③ 内侧支（B6c）

➡ 为背段与基底段支气管间嵴所在方位

图 6-16　左肺下叶背段

左肺下叶基底段 （图 6-17）

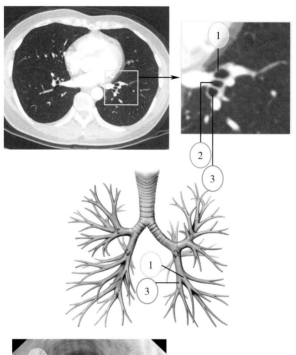

① 前基底段（B8）

② 外基底段（B9）

③ 后基底段（B10）

注：支气管树图②位于

①背面，未标注

图 6-17 左肺下叶基底段

（杨 霁 张 蕾）

第7章

支气管镜取样方法与要点

◀ 第1节 支气管肺泡灌洗及 支气管冲洗 ▶

一、支气管肺泡灌洗

（一）支气管肺泡灌洗

支气管肺泡灌洗（bronchoalveolar lavage，BAL）是指通过支气管镜向支气管肺泡内注入生理盐水并进行抽吸，收集肺泡表面液体（诊断性操作）及清除充填于肺泡内的物质（治疗性操作），进行炎症与免疫细胞及可溶性物质的检查，达到明确诊断和治疗目的的技术，本节仅涉及诊断性 BAL。BAL 技术已成为诊断某些肺部疾病如肺部感染性疾病、间质性肺疾病的重要手段。

（二）适应证及禁忌证

1. 适应证

（1）肺部不明原因的阴影。

（2）肺部感染的病原体诊断。

2. 禁忌证 基本同支气管镜检查。

（三）BAL 部位选择

依据近期胸部薄层 CT 选择灌洗部位,遵循"灌洗病变叶段"的原则,特别是新出现的或进展性的浸润性病变的叶段。对于肺部弥漫性病变,可以选择右肺中叶或左肺舌叶进行灌洗;对于肺部局限性病变,在相应的肺段进行灌洗。

（四）BAL 顺序

BAL 通常安排在其他取样方法例如活检毛刷之前。用于肺癌诊断时,为了使活检的病理组织体积最大化,从而进行晚期 NSCLC 的组织分类和基因分型,灌洗应在活检之后再进行。

（五）BAL 操作步骤

1. 经支气管镜工作管道在拟灌洗的支气管注入 2% 利多卡因 1~2ml,进行灌洗肺段的局部麻醉,其后将残留的利多卡因轻柔吸净;充分的麻醉可以防止咳嗽导致的灌洗液漏出或者呼吸道黏膜的损伤。

2. 连接好灌洗瓶。将气管镜先端部嵌顿在目标支气管处,经活检孔快速注入 37℃生理盐水 20~50ml,立即采用合适的负压吸引回收灌洗液。负压应低于 100mmHg,负压过高可能导致支气管腔陷闭或者支气管黏膜出血,血液成分混入灌洗液;同时,负压过低则影响回收效率。"合适的"负压应该是有足够的吸引力回收样本,但同时保证不使小呼吸道塌陷。实际操作时,可以通过调节负压表或对内镜吸引按钮按压程度的不同两种方式控制负压的大小。

注意: 生理盐水进行预温、气管镜先端部将目标支气管保持封闭的状态均有助于防止灌洗液外漏。

3. 重复步骤 2。

一般第一次灌洗回收量较小。灌洗液总量可以在 60~250ml,一般不超过 300ml。如考虑感染性疾病,灌洗总量为 60~120ml;如考虑间质性肺疾病,灌洗量应 ≥100ml。

(六)BAL 的回收量及安全性

BAL 回收量应不少于灌入生理盐水总量的 30%。少于 30%,尤其是 10%,可导致细胞分析误差。送检标本量一般需要 10~20ml(≥5ml)。

BAL 是一种相对安全的检查方法。检查中,常规监测心电图、脉搏和血氧饱和度。如果每次回收量少于 5%,应停止灌洗,以免灌洗肺段液体潴留、过度扩张增加组织破裂、炎症介质释放的风险。灌洗后数小时可能出现寒战、高热,多为吸收热,但需排除感染扩散的可能。灌洗后的肺野影像学检查可出现短暂磨玻璃影。

(七)灌洗液的收集容器、保存和转运条件

细胞学分析需选择硅化的塑料容器或者玻璃容器以减少细胞黏附。用于病原学分析的标本需用无菌容器收集。

(八)标本留取后需及时送检

1. **用于细胞分析的标本**　若 BALF 的处理和分析实验室就在支气管镜操作间附近,则可以常温

运送；若转运时间超过 30 分钟，需 4℃条件下转运；若转运时间超过 1 小时，需预处理标本并在 4℃环境中运送。不建议将标本保存 24 小时后再应用于检测、分析。

2. 用于微生物病原体检测的标本　应在室温 2 小时内送至微生物实验室，如延迟送检，可在 2~8℃保存。不同类型病原体的具体送检及保存条件参照《肺部感染性疾病支气管肺泡灌洗病原体检测中国专家共识（2017 年版）》。

3. 用于细胞病理学检测的标本　标本倒入专用细胞保存液，保存时间依据产品说明书（可保存长达 1 周）。

（九）BALF 的临床常用的检查项目

1. BALF 细胞总数和分类计数检测，BALF 中 T 细胞亚群检测。

2. 可进行病原学检查，包括显微镜检查、细菌真菌和特殊病原菌培养、核酸检测以及真菌抗原检测如 GM 试验。

3. 细胞病理学检查。

二、支气管冲洗

支气管冲洗（bronchial washing，BW）是通过支气管镜向支气管内注入少量生理盐水并进行抽吸，收集呼吸道表面液体。与支气管肺泡灌洗液相比，操作简便、操作时间短，对于肿瘤性、感染性疾病有诊断价值,对于存在高出血风险病变、肺功能差及 ICU 患者尤为适宜。

冲洗液收集方法:镜下可见病变,经支气管镜工作管道分次注入生理盐水冲洗病变部位,回收冲洗液,每次冲洗 10ml 至共回收 10~20ml。若镜下未见明确病变,在病变肺段支气管处冲洗,每次注入 10ml 生理盐水,共回收 10~20ml 为止。冲洗液可以送病原学及肿瘤细胞检查。

◀ 第 2 节　支气管内毛刷 ▶

支气管内毛刷(endobronchial brush, EB)常用于肺部恶性肿瘤的诊断和肺部感染性疾病的病原学诊断。毛刷可以在镜下可见的病变处或黏膜异常处取样,也可以在镜下未见异常的目标支气管远端进行采样。毛刷的触摸面大于活检钳,联合活检可以提高诊断率。建议在活检之后行毛刷。非保护性的普通毛刷一般可满足临床诊断需求;防污染保护性毛刷(protected specimen brush, PSB)可避免鼻腔或口咽部及上呼吸道定植菌的污染,从而提高感染性疾病采样的准确性,主要用于重症难治性肺部感染的病原学诊断。

一、毛刷

(一)操作方法

1. 镜下可见病变　将毛刷在缩回外套的状态

下通过气管镜工作管道插入,镜下看到细胞刷外套后,将气管镜进镜至病变附近,助手将细胞刷从外套中推出,在覆盖病变的范围内往复移动数次。将毛刷退回外套中,再将毛刷退出支气管镜工作管道。

2. 镜下不可见的外周病变

(1)确定目标支气管,将气管镜尽可能进镜至最远处。

(2)将毛刷在缩回外套的状态下通过气管镜工作管道插入,沿目标支气管路径和方向,将细胞刷尽可能伸入或接近目标支气管远端,有阻力感时后退约2cm,助手将细胞刷自外推出,往复移动数次。毛刷往复过程中,操作者先逐渐后撤整个毛刷及保护套,微量调整镜内镜角度及方向后,再将毛刷重复插入目标支气管数次,以保证毛刷的触摸面最大化。

3. 操作注意事项 往复刷检时需要医护配合,操作者向远端插入毛刷时,助手要注意毛刷活动是否顺畅,若有明显阻力要减慢出刷速度、缩短出刷长度。当毛刷伸入较远、弯曲角度较大、尤其是伴有患者咳嗽时,毛刷后退时可能存在明显阻力,此时可将毛刷停在原位,嘱患者深吸气时退出,切不可强行拔出,以免毛刷在远端呼吸道折断或刷头脱落。

(二)标本留取及处理

对刷检获得的细胞学标本,可采取不同的处理方法,可直接涂片;可将毛刷置于生理盐水中充分震荡,将细胞洗脱于液体后送检;也可将毛刷直接剪切,加生理盐水送检。目前,尚无研究证实不同方法的优劣。

二、保护性毛刷

将无菌套管毛刷前端用分子量4 000的聚乙二醇封堵。毛刷经支气管镜工作管道进入,到达目标肺叶、段附近时,毛刷整体伸出支气管镜末端1~2cm,然后从保护性套管推出毛刷,顶掉保护塞。套管前伸,进入感染最重的肺叶/段支气管,前伸采样刷进行取样。采样后将毛刷退至套管内约0.5cm,然后将套管毛刷从支气管镜中拔出,用75%医用酒精擦拭消毒保护性毛刷的外壁和尖端3次,用无菌干棉球擦净套管残余的酒精,将毛刷伸出套管并浸入1ml无菌生理盐水中,充分震荡使标本洗脱于无菌溶液中,封闭容器口,送实验室进行微生物培养。

◀ 第3节　支气管内活检 ▶

一、支气管内活检(endobronchial biopsy,EB)部位选择

1. 此操作主要用于支气管镜下可见的呼吸道异常,在黏膜异常或病变最明显处活检。此外,怀疑

结节病的患者,即使支气管镜下黏膜未见异常,行支气管内膜活检可能增加诊断率。

2. 注意事项

(1)需谨慎活检的病变:增强 CT 显示病变血供丰富、黏膜炭末沉积、病变张力较大、肿瘤放化疗后等情况,活检后可能出血较多。表面光滑的结节需警惕支气管 Dieulafoy 病,此疾病活检后可能导致致命性大出血。

(2)活检时避开镜下可见的小血管、溃疡底部;避开血凝块及坏死部位,尽量咬取新鲜的组织。

(3)多个部位活检时,依据病变的位置和特点安排活检顺序。例如,上叶病变明显且表面毛细血管较多,下叶病变轻微,此时应先在下叶病变处取样,避免上叶活检后出血流入下叶,影响下叶病变活检操作的视野。

(4)更换活检部位时需彻底清洁活检钳,以免组织碎屑残留导致标本污染,从而影响诊断。

(5)取样后应立即将标本投入 10% 中性缓冲福尔马林固定液中固定,以便保留最佳的组织形态及结构特征。

(6)重视第一次活检,尤其是较小和血供丰富病灶的取样。第一次活检时视野最清楚,应尽可能保证活检的部位精准、咬取组织多。重复活检时可能受到视野模糊、标本混有血凝物的影响。

二、活检操作

1. 气管镜尽量进镜至可以充分观察到异常的位置。

2. 经支气管镜工作管道将活检钳在关闭状态下伸出，直至内镜下可见活检钳。可在镜下旋转调整活检钳开口方向至便于活检的位置。

3. 在病变附近打开活检钳，使活检钳口开向病变部位，将活检钳推至病变部位，关闭活检钳尽可能多地咬取组织。

4. 活检钳经由支气管镜工作孔道收回并退出。

5. 标本从活检钳取出后，应再次将活检钳经工作孔道置入，如此重复 5~6 次。

6. 标本从活检钳移除方法　可以使用一次性牙签或钝针头将标本从钳杯中取出，也可以打开活检钳，在小片滤纸上关闭，再次打开活检钳时标本即黏附在滤纸上。活检钳有鳄钳和平口钳，目前尚无研究证明哪一种活检钳在诊断方面更优。

三、操作小技巧

1. 患者呼吸幅度大影响取样时，可嘱患者屏气状态下操作。

2. 病变在小支气管分支远端，观察不够清楚、活检较困难的情况下，如无条件更换外径较小的支气管镜如细支气管镜，可在局部缓慢注入生理盐水轻度扩张小支气管,便于清楚观察和活检。

◀ 第4节　经支气管肺活检 ▶

1. 经支气管肺活检(transbronchial lung biopsy,TBLB)用于诊断肺弥漫性病变和肺外周局限性病变。与支气管内活检不同,TBLB 可在不直视取样部位的情况下操作。局限性的肺外周病变可以在透视辅助下操作。

2. 取样位置选择　根据影像学提示选择取样部位。

(1)对于弥漫性病变,如果两侧病变分布大致相仿,一般选择右肺下叶基底段。如果病变分布不均,选择病变密集的肺段。为避免发生气胸,通常不在右肺中叶行 TBLB。

(2)对于局限性病变,需确定目标支气管后进行取样。

3. 操作步骤

(1)实施 TBLB 时,患者的配合是必要的。患者应当能够遵从指令,因此建议只对患者行轻度镇静。操作前先进行患者配合训练:嘱患者一次深呼吸后屏气,如果有疼痛,向操作者示意并指出疼痛部位。

(2)支气管镜尽可能进镜至远端支气管。

(3)活检钳在关闭状态下经支气管镜工作管道送入,沿小呼吸道尽可能深入远端,直至遇阻力为止。

（4）将活检钳后退1cm避免活检到胸膜,嘱患者缓慢深吸气,活检钳在吸气过程中打开并向远端推进,有抵触感时嘱患者呼气,呼气末嘱患者屏气,助手逐渐关闭活检钳,退出钳子,回收样本。

注意:若活检钳在关闭后患者示意胸痛,则不要活检,此时有可能钳夹了患者的胸膜,应立即打开并退出活检钳。重新更换部位进行操作。

4. 重复上述步骤5~6次。

5. 如果怀疑气胸或患者有临床症状,可以立即进行胸部X线检查,或在TBLB检查后2小时进行胸部X线检查,以排除气胸。

◀ 第5节　经支气管针吸术 ▶

本节主要讨论应用于中央病变的经支气管针吸术(transbronchial needle aspiration, TBNA)。其主要适用于: ①呼吸道腔内或黏膜下病变,例如腔内病变血运丰富,使用TBNA取样代替活检,减少出血风险;②气管、支气管壁外病灶,包括肺内占位、肺门和/或纵隔淋巴结肿大、纵隔占位等。

一、操作方法

（一）穿刺点的定位

结合胸部CT,确定穿刺点。肺门和/或纵隔淋巴结穿刺点的定位方法采用 WANG 氏 TBNA 定位法。

（二）操作过程

1. 气管镜进镜至预定穿刺点,将穿刺针回缩在外鞘内由工作管道进入。

2. 伸出穿刺针外鞘,在气管镜下看到外鞘时推出穿刺针,然后将穿刺针后退至仅看到针尖部分为止。

3. 气管镜进镜至目标区,将穿刺针刺入两(支)气管软骨环间预定穿刺点的呼吸道黏膜内。

4. 调整支气管镜前端角度,使穿刺针以尽可能垂直的角度透过呼吸道壁。

穿刺针透过呼吸道壁的具体方法如下:

（1）突刺法:助手在鼻或口处固定气管镜,操作者在活检口上方 3~5cm 处捏住穿刺,用一定力度将穿刺针快速刺入目标。此方法较适于腔内病变。

（2）推进法:将穿刺针针尖刺入穿刺点黏膜,用左手将穿刺针与支气管镜固定在一起,左手大拇指最大限度向下压角度轮,使镜身及穿刺针垂直呼吸道壁方向,右手迅速推镜刺入。

（3）贴壁法:穿刺针通过气管镜工作管道进入呼吸道后,不推出穿刺针,而将穿刺针外鞘前端的金属环紧压在呼吸道软骨环间,操作者在患者口或鼻处固定支气管镜,嘱助手推出穿刺针,依靠穿刺针尖的力度透过呼吸道壁。

（4）咳嗽法：一般很少单独应用，通常在使用突刺法或推进法难以透过气管壁时，嘱患者咳嗽，使呼吸道壁撞击穿刺针尖，辅助透壁。此方法一定要在定位明确的情况下实施，以免损伤纵隔内脏器。

操作时，几种方法往往需要综合运用。

5. 助手接注射器抽负压 20ml，在保证穿刺针不退出呼吸道黏膜的情况下，使穿刺针反复进出病灶。如果使用的是细胞学穿刺针，应慢慢减负压，以免吸入呼吸道内的分泌物污染标本；如果使用的是组织学穿刺针，在拔针前应维持负压，以免丢失组织标本。

6. 穿刺针回收至外鞘内，再经气管镜工作管道撤出。

二、标本处理

各医院处理标本的方法及流程不尽相同，其基本原则为最大限度地回收标本并保证诊断率最高。中国医学科学院北京协和医学院肿瘤医院 TBNA 标本处理方法如下：穿刺针连接 20ml 注射器，用空气将穿刺针内标本推送到载玻片上，用注射器针头挑出载玻片上有形成分放置在滤纸上，在福尔马林固定液中固定。载玻片上的液体用另一张玻片铺开，制成涂片。少量生理盐水冲洗穿刺针，冲洗液进行薄层液基细胞学检查及微生物培养。

三、注意事项

1. 避免内镜损伤　穿刺针进入支气管镜工作管道前,一定要检查针尖是否完全位于外鞘内!

呼吸道内看到穿刺针前端的金属环,才能推出和退回活检针!

2. 穿刺针避开软骨环,尽量垂直方向刺入。

判断穿刺针是否透过呼吸道壁:阻力感消失;释放穿刺针尾端或者稍后退穿刺针不会回弹、金属环紧贴呼吸道壁。

3. 穿刺抽吸时注意观察,如抽吸注射器内有血,可能刺入了血管,此时应将穿刺针拔出,重新选择穿刺点。

4. 如果穿刺为肺癌淋巴结分期,同时还进行呼吸道内病变的诊断取样,应先行 TBNA,再行毛刷及活检,以免标本交叉污染,造成分期不准确;多组淋巴结穿刺时,应遵循 N3 → N2 → N1 的检查顺序。

第 6 节　不同疾病支气管镜检查及取样要求

一、肺癌

1. 镜下可见的支气管内肿瘤,诊断率应至少达到 85%。

2. 为最大限度地增加诊断阳性率,以及标本体积足够进行肿瘤分类和基因检测,对于镜下可见的支气管内肿瘤,要求至少采取 5 块标本。

3. 镜下可见的支气管内肿瘤,在活检的基础上联合使用刷检和灌洗 / 冲洗可以提高诊断率。

二、间质性肺疾病

1. 怀疑结节病的患者,即使黏膜未见异常,也可考虑行支气管内膜活检以提高诊断率,尤其是有肺实质病变的患者。

2. 推荐 TBLB 用于诊断 Ⅱ ~ Ⅳ 期结节病。

3. 对于弥漫性间质性肺疾病（interstitial lung disease, ILD）的患者,TBLB 应采集 5~6 块标本。

4. 局限的或局灶的肺实质性疾病,应考虑透视下行 TBLB。

三、感染性疾病

（一）免疫功能正常的患者

1. 对不吸收或吸收缓慢的肺炎患者,尤其是年龄超过 50 岁、吸烟或既往吸烟的患者,应考虑行支气管镜检查。

2. 如果支气管镜检查用于社区获得性肺炎,BAL 标本应送军团菌 PCR 检测及非典型病原体检测。

3. 怀疑肺结核、痰涂片阴性的患者,可以考虑支气管镜检查。

4. 怀疑肺结核的病例,BALF、支气管吸出物及气管镜检查后痰液检测可以互补,都应该进行分析。

5. 结核病中等及高流行地区的患者,因其他适应证接受支气管镜检查时,标本应常规送结核分枝杆菌培养。

(二)免疫功能低下的患者

1. 肺部有浸润性病变的免疫功能低下的患者,如诊断不考虑结核,通常仅行 BAL 就足以获得诊断;在结核病高流行地区和人群中,可以考虑加做 TBLB。

2. 免疫功能低下的肺炎患者,BAL 或支气管冲洗液应送抗酸杆菌镜检以及分枝杆菌培养。

3. 怀疑患有结核病的免疫功能低下的患者,应收集支气管镜检查后的痰液,作为补充诊断方法。

4. 怀疑侵袭性曲霉病的患者,BALF 应进行显微镜检查找菌丝及真菌培养;为进一步提高诊断率,应考虑 BALF 做半乳甘露聚糖检测(galactomannan test, GM 试验)。

5. 由于 BALF GM 试验对于侵袭性曲霉病具有高敏感性和特异性,以及活检固有的风险,如果 BALF 可行 GM 试验,则避免行 TBLB 和 EB。

（杨霁　张蕾）

参 考 文 献

［1］DU RAND I A，BLAIKLEY J，BOOTON R，et al. British Thoracic Society guideline for diagnostic flexible bronchoscopy in adults：accredited by NICE［J］. Thorax，2013，68 Suppl 1：i1–i44.

［2］MEYER K C，RAGHU G，BAUGHMAN R P，et al. An official American Thoracic Society clinical practice guideline：the clinical utility of bronchoalveolar lavage cellular analysis in interstitial lung disease［J］. Am J Respir Crit Care Med，2012，185（9）：1004–1014.

［3］中华医学会呼吸病学分会 . 诊断性可弯曲支气管镜应用指南（2008年版）［J］. 中华结核和呼吸杂志，2008，31（1）：14–17.

［4］中华医学会呼吸病学分会 . 肺部感染性疾病支气管肺泡灌洗病原体检测中国专家共识（2017年版）［J］. 中华结核和呼吸杂志，2017，40（8）：578–583.

［5］中华医学会呼吸病学分会 . 支气管肺泡灌洗液细胞学检测技术规范（草案）［J］. 中华结核和呼吸杂志，2002，25（7）：390–391.

［6］荣福，王国本 . 经支气管针吸活检的临床应用［J］. 中华结核和呼吸杂志，1998，21（10）：581–583.

第8章

支气管镜检查并发症防范与处理

支气管镜检查总体来说较为安全,在大型回顾性研究中(n=20 986),严重的并发症发生率为1.1%,死亡率为0.02%。该研究中严重并发症包括:严重出血、需要治疗的心律失常、癫痫发作、心肌梗死、肺水肿、需要抽吸或胸腔闭式引流的气胸、过度镇静需要辅助通气及药物拮抗、需住院治疗、进入ICU、死亡等。

术前充分风险评估、术中严密监护观察、操作规范熟练以及提高内镜下疾病认识水平均可最大限度地降低支气管镜检查相关并发症的发生率。支气管镜室应备有抢救药品及复苏设备,随时做好应急准备。

一、麻醉相关并发症

支气管镜镇静/麻醉可能出现麻醉药物过敏、过量和麻醉意外。

1. 麻醉药物过敏 不同患者利多卡因吸收和代谢存在个体差异,对镇静剂的反应也存在显著差异。麻醉前,应仔细询问患者是否有麻醉药物过敏史。局部麻醉药过敏者禁用利多卡因。利多卡因过敏患者少见。中国医学科学院北京协和医学院肿瘤医院5万余例支气管镜检查中,仅发现3例患者喉部喷洒利多卡因数分钟后面部、颈部出现红色斑片,中止操作并监护观察,经半小时左右红斑逐步消退并无其他症状及体征出现。

2. 麻醉药物过量　支气管镜医师应控制并记录检查过程中各种途径使用的利多卡因总量。在确保操作条件良好和患者耐受较好的情况下,尽可能减少利多卡因用量。伴有呼吸衰竭、高龄、肝肾功能损害、心力衰竭等合并症的患者,在使用麻醉药物时应更为谨慎。

如出现镇静药物引起呼吸抑制、过度镇静,应立即暂停操作,提高吸入氧浓度并采用面罩辅助呼吸或控制呼吸,待患者呼吸恢复正常、血氧饱和度回升至90%再继续操作。必要时,可行气管内插管或置入喉罩辅助呼吸。苯二氮䓬药物过量,可给予氟马西尼拮抗。阿片类药物所致呼吸抑制时,可使用纳洛酮逆转。

3. 麻醉意外　麻醉意外是指患者在接受麻醉期间,由于麻醉操作、药物特殊作用、手术不良刺激以及患者自身的病理生理改变等因素,导致发生意外事件,严重者甚至发生死亡。麻醉前充分了解病情、做好评估,加强围术期监护,做好急救药品、设备和抢救人员准备。

二、低氧血症

支气管镜检查过程中通常会出现明显的血氧饱和度下降,从镇静时开始,通过声门时加重。大多数血氧下降是暂时的,无需干预。坐位、使用镇静剂、FEV_1 或呼气峰流速(PEF)下降或检查前需吸氧的患者中,低氧血症更多见。呼吸道内吸引、BAL 等均可能加重低氧。

(一)防范

对高龄、心肺功能不良患者,应做好术前评估;哮喘、COPD 患者的症状在检查进行前应尽可能控制。哮喘患者在操作前可以给予支气管舒张剂。患者检查时取平卧位;在支气管镜检查前、检查过程中及检查后,持续进行心率、呼吸频率、血压和血氧饱和度的监测和记录。

(二)处理

检查中及时清除呼吸道分泌物,保持通畅,避免持续长时间吸引;血氧饱和度下降明显时(SpO_2 变化 >4% 或 SpO_2<90%,持续超过 1 分钟),建议给予氧气吸入,以减少低氧血症相关并发症发生的风险。经鼻或咽导管吸氧可以减少低氧血症的发生率、降低发生程度及缩短持续时间。吸氧流量应至少 2L/min 或以上。吸氧后,一般低氧可很快缓解。少数情况出现严重的低氧血症,立即给予人工呼吸急救苏醒球(即简易呼吸气囊)进行加压供氧,必要时

气管插管、机械通气。

三、呼吸道痉挛或喉头水肿

多见于既往有哮喘病史、呼吸道高反应性、上腔静脉回流受阻、血管源性水肿等患者,常与喉部麻醉不充分、插镜不顺利、强行通过声门、操作刺激呼吸道、患者精神高度紧张等有关。

(一)防范

检查前,充分向患者告知检查过程和配合要点;哮喘患者避免急性期操作,检查前可吸入支气管舒张剂。上腔静脉阻塞严重者要做好紧急气管插管、气管切开的准备。检查时避免粗暴操作,随时密切观察患者的反应。

(二)处理

如操作时气管、支气管痉挛,应立即停止操作并吸氧,绝大多数患者在撤出支气管镜后病情缓解,注意观察生命体征。严重者应立即高浓度吸氧或球囊加压供氧,并给予解痉、平喘、糖皮质激素等药物,必要时气管插管、机械通气。

四、出血

出血是支气管镜检查较常见的并发症。多数情况下出血为轻至中度,大出血并不常见。相对于 EB,TBLB 并发出血的情况更多。出血时因吸引收集到的血液往往混有肾上腺素盐水及呼吸道分泌物,要准确测量出血量比较困难。文献中有根据临床是否需要止血、干预方法以及患者病情进行分类的方法,将出血程度分为无、轻度、中度及严重(表8-1)。国内专家共识指出,由支气管镜诊断或治疗性操作所引起的下呼吸道单次出血量≥100ml的急性大量出血,称为"支气管镜诊疗操作相关大出血"。

表 8-1　支气管镜检查出血程度分类

分类	依　据
无出血	出血不需要持续吸引,出血可以自动停止
轻度出血	出血需要持续吸引,出血可以自动停止
中度出血	取样肺段支气管的楔压;用肾上腺素或冰盐水止血
严重出血	放置支气管封堵器或导管,应用纤维蛋白胶;需要复苏、输血、进入 ICU;死亡

(一)防范

1. 术前风险评估及准备　有潜在出血风险患者的术前评估:某些患者如尿毒症、肺动脉高压、肝病、凝血功能障碍、血小板减少症等,出血的风险较高。拟行经支气管镜取样的患者,建议检查血小板计数、凝血酶原时间和部分凝血活酶时间。对于有出血危险的患者,即使不取样,仅行普通支气管镜检查,也应在术前常规查血小板计数和 / 或凝血酶原时间。

回顾患者用药史,对于使用抗凝、抗血小板药物的患者按照第2章第2节中介绍的方法进行准备。

操作者在术前尽可通过胸部增强 CT 对病灶内及病灶周围的血管分布情况进行初步判断,对于预评估出血风险较高的患者,可考虑介入下供血动脉断流术,将病变处血供断流或减流后再行支气管镜检查。如病情需要,必须紧急行支气管镜检查诊断,可考虑术前建立人工气道,以便出血时能够及时清除呼吸道积血并进行人工通气,可选用的方法包括气管插管、喉罩、硬质支气管镜等。

英国胸科协会指南指出,发生出血的患者中超过 2/3 的患者凝血功能检查正常且临床并无出血危险因素,因此检查前必须做好充分的应急准备,准备好相关的药品和器械,定期检查及更新,以确保抢救时需要。

2. 术中注意事项　通常血供丰富的病灶可见黏膜下毛细血管密集、迂曲、怒张,部分病灶有搏动感。操作前可局部预防性使用血管收缩剂,尽可能使第一次活检的部位和标本满意。需警惕活检可能大出血的病灶的镜下特点:炭末沉积处、溃疡底部、有搏动的光滑小结节、张力较大的病变、表面完整边界不清楚的局限性隆起;易出现致命性大出血的疾病为结核、曲霉菌病、Dieulafoy 病等。如不能预计出血情况,可采用细胞穿刺针对病灶先行针吸取样试探,若穿刺部位出血明显,应避免进行常规活检。

（二）处理

1. 轻度出血 不需要处理。

2. 中度出血 可局部应用止血药物和机械性压迫止血。出血区域可通过支气管镜注入 5~10ml 1:10 000 的肾上腺素或 4℃左右的生理盐水，如效果不理想，可重复使用 1~2 次；也可使用凝血酶溶液。若肺段或亚段支气管出血，可立即用气管镜先端部封闭出血的支气管腔数分钟，此方法止血效果明显。

3. 严重出血或大出血 大出血可迅速造成患者呼吸道阻塞、血氧饱和度下降，严重者可导致患者窒息或失血性休克、死亡。一旦发生严重出血或大出血，应立即采取以下措施：

（1）迅速提高吸入氧浓度，建立静脉通路。

（2）患侧卧位，防止血液流入健侧导致窒息。

（3）支气管镜持续吸引，首先清理健侧呼吸道内血液，保证健侧通气，再清理出血部位周围。如果时间及情况允许，应在保持呼吸道开放的同时，迅速建立人工气道。

（4）局部及全身应用止血药物。

1）局部应用时避免一次大量喷洒止血药物，以免大量血凝块形成堵塞呼吸道或支气管局部扩张导致再出血。

2）全身用药

①血管收缩剂：支气管镜操作相关大出血多来

自于体循环的支气管动脉,全身用药垂体后叶素最为有效。一般静脉注射后 3~5 分钟即可起效。

用法:垂体后叶素 6~12U 经 5% 葡萄糖注射液 20ml 稀释后缓慢静脉注射,约 15 分钟注射完毕;之后以垂体后叶素 12~18U 加入 5% 葡萄糖溶液 250~500ml,稀释后缓慢静脉滴注维持。

②促凝剂:蛇毒血凝酶具有止血和凝血的双重作用,能缩短出血时间,减少出血量。

用法:1~2kU 静脉注射,5~10 分钟起效,必要时可重复注射。

③其他药物:酚妥拉明是短效的非选择性 α 受体阻滞剂,可直接舒张血管平滑肌,降低体循环及肺循环的压力,可用于垂体后叶素无效或有禁忌者。

用法:10~20mg 加入 5% 葡萄糖溶液 500ml 中,缓慢静脉滴注。

(5)机械性压迫或出血呼吸道封堵:若肺段或亚段支气管出血,可用气管镜先端部封闭支气管腔。出血部位在主支气管至段支气管之间,可采用阻断器或不同的球囊导管压迫、封堵止血。

(6)如上述方法仍不能止血,需寻求其他专业的处理方法,如支气管动脉栓塞止血,必要时请胸外科开胸止血等。

五、气胸

支气管镜检查时气胸的发生率为 0.1% 左右,

TBLB 时气胸的发生率为 1.0%~6.0%。气胸常延迟出现，一旦发现，大部分需要胸腔引流。

（一）防范

对于局灶性病变，支气管镜取样时结合透视可以减少气胸的发生率。

1. 未控制剧咳、严重肺气肿、肺大疱者，行肺活检需慎重。术前适当镇静，术中充分麻醉，避免粗暴操作，避免剧烈咳嗽。

2. 操作时与患者保持沟通。TBLB 关闭活检钳后询问患者，若有相应部位疼痛或不适，应松开活检钳更换取样位置。外周病变毛刷深入支气管远端时，适当放慢速度，如患者出现胸痛，应立即后撤毛刷。

3. TBLB 后避免剧烈咳嗽，告知患者可能出现的相关症状及注意事项，观察 2 小时。期间如患者有胸闷、胸痛、气短等症状或 TBLB 后怀疑气胸，应立即行胸部 X 线检查。

（二）处理

如气胸程度较轻，一般不需特殊处理，观察即可。对于低氧者和 / 或张力性气胸患者，应放置胸腔引流管，进行胸腔闭式引流。

六、气管镜检查后发热、肺炎

支气管镜检查术后可出现一过性发热（post-bronchoscopy fever，PBF），尤其是在肺泡灌洗后。肺泡灌洗患者发热的可能性随灌洗液量的增加和灌洗肺段数量的增加而升高。PBF 往往是非感染性的急性炎症反应,典型症状常发生于离院之后。国外资料显示,真正的细菌感染发生率为 6%~8%,可能与支气管镜消毒不彻底、患者免疫力低下、上呼吸道感染时分泌物吸入肺内或气管镜将其带入肺内等有关。

(一)防范

支气管镜检查前,不推荐预防性使用抗生素预防心内膜炎、发热及肺炎。"上感"期间,可将支气管镜检查延后。检查时尽量控制检查时间,使用后的支气管镜应严格进行清洗、消毒。

(二)处理

PFB 一般不需要处理。但若存在持续发热且胸部 X 线片显示有进行性浸润表现的患者,则需给予抗生素治疗。

七、心律失常

支气管镜检查过程中,低氧可以使患者心率增快、血压升高、出现心律失常。麻醉不充分、气管镜通过声门,以及对气管、支气管强烈刺激,亦可出现心律失常。气管镜检查出现的心律失常通常表现为窦性心动过速,多为自限性,在停止检查后很快恢复正常。支气管镜检查很少出现严重的心律失常。严重且需要处理的心律失常及心搏骤停,多见于原有严重的器质性心脏病患者。

防范与处理:高危的心脏病以及心肌梗死发生后 4~6 周内的患者是否行支气管镜检查,应咨询心脏专业医师的意见。检查时应常规给予血氧饱和度、心电图、血压监测并备有复苏设备。检查前进行充分的麻醉并与患者沟通,轻柔操作,特别是支气管镜通过声门时,不要在患者高度紧张、声门闭合的状态下强行插入。操作结束后,需适当予以监测及指导。

八、内镜损坏

支气管镜可能因老化、器械损伤内镜管道等原因出现漏水等故障。在内镜使用过程中,小心操作、及时发现内镜的微小损伤。一旦发现漏水等故障,应停止使用、及时送厂家维修;否则,内镜系统进水可能导致更为严重的损坏,从而增加高额的维修费用。

九、少见并发症

1. 心脑血管意外　如通过声门时咽迷走神经反射过强,可引起呼吸及心搏骤停。操作时注意患者生命体征,如发生心搏、呼吸骤停,应立即中止操作,进行心肺复苏。对于确诊或可疑颅内压增高的患者,谨慎进行支气管镜检查。

2. 其他

（1）食管 – 气管 / 支气管瘘:食管肿瘤侵犯呼

吸道,取样后可能出现瘘,尤其是放疗后的呼吸道。

（2）结核播散或肿瘤种植转移。

（3）纵隔气肿:操作时或操作后出现纵隔气肿甚至皮下气肿,需要抽气或插管引流治疗。

（4）颞下颌关节脱位:需行手法复位。

（5）癔症发作:患者可出现癔症性失语、选择性遗忘、呼吸困难等症状。对于查体及检查无器质性病变者,进行心理暗示治疗后症状消失。

（王现国　张　蕾）

参 考 文 献

张杰.支气管镜操作并发症的预防和处理[J].中华结核和呼吸杂志,2011,34(5):327-329.

第9章

支气管镜报告书写

支气管镜报告是对支气管镜检查进行书面描述的医疗文书,应表述详尽、准确,配合图片更为直观、清楚。支气管镜检查报告中应包含以下信息:

1. 医院名称

2. 患者信息 姓名、性别、年龄、病案号、临床诊断。

3. 麻醉方式

4. 内镜型号

5. 内镜下所见 对于声带、气管、隆嵴、右肺、左肺的描述。如有异常,需描写病变部位、大小、范围、颜色、形态、血运情况以及与周围解剖标志(支气管间嵴、气管与支气管开口)的位置关系。

6. 内镜图片 大气道开口及病变部位彩色照片4~8张(每张照片应标注位置)。

7. 镜下操作情况 取样方式、部位、取样数量及送检项目等。

8. 术后医嘱

9. 检查后初步诊断

10. 检查者签名及日期

支气管镜检查报告范例

××医院支气管镜检查报告单

姓名：　　　　性别：　　　　年龄：　　　　科室：

病案号：　　　　内镜型号：　　　　临床诊断：

麻醉及给药方式：

_____

内镜所见：

图一	图二	图三	图四
图五	图六	图七	图八

内镜诊断：

操作情况：

初步诊断：

术后医嘱：

　　　检查医师：××　　　签名：　　　　日期：

（高亭　张蕾）

52检